Alimentos para el Embarazo Volumen 3

Guía para madres: conoce los mejores suplementos y nutrientes para que tu bebé consiga un desarrollo saludable

MIA ANGELS

Tabla de Contenidos

Tenga en cuenta que la información contenida en este documento es sólo para fines educativos y de entretenimiento. Se ha hecho todo lo posible por proporcionar información completa, precisa, actualizada y fiable. No hay garantías de ningún tipo expresas o implícitas. Los lectores reconocen que el autor no está involucrado en la prestación de asesoramiento legal, financiero, médico o profesional. El contenido de este libro ha sido derivado de varias fuentes. Por favor, se recomienda consultar a un profesional con licencia antes de intentar cualquier técnica descrita en este libro.

Al leer este documento, el lector acepta que, en ninguna circunstancia, el autor es responsable de las pérdidas, directas o indirectas, que se produzcan como resultado del uso de la información contenida en este documento, incluyendo, pero no limitándose a, errores, omisiones o inexactitudes.

Introducción

Quiero agradecerles por haber elegido este libro. Los dos primeros volúmenes proporcionaron información sobre los diferentes tipos de alimentos que se pueden comer. Esos volúmenes le ayudaron a entender por qué era importante que usted cuidara su dieta durante su embarazo. Este libro discutirá algo un poco más importante.

Usted está obligada a estar bajo un estrés inmenso durante el embarazo, y esto llevará a algunos problemas durante el trabajo de parto o después del embarazo. Es extremadamente importante que usted entienda cómo lidiar con este estrés. Este libro arroja algo de luz sobre por qué las mujeres pueden estar bajo un estrés excesivo durante el embarazo, y también proporciona algunos consejos que puede utilizar para superar ese estrés. Usted también reunirá información sobre algunas toxinas de las que debe ser cauteloso, y lo que debe hacer para evitar cualquier exposición a esas toxinas.

Usted se ha cuidado y ha dado a luz a un nuevo bebé saludable. Ahora, ¿a qué debemos de prestarle atención? ¿Cómo cuidas tu cuerpo? Este libro discutirá sobre los diferentes cambios que usted puede esperar en su cuerpo, y también habla sobre cómo puede manejar esos cambios. Espero que la información en este libro le ayude a pasar el embarazo con facilidad.

Capítulo Uno: Toxinas que se deben evitar durante el embarazo

Cuando usted está embarazada, se le aconseja evitar el alcohol y dejar de fumar. Las investigaciones demuestran que el consumo de alcohol durante el embarazo puede conducir al síndrome de alcoholismo fetal, y fumar aumenta el riesgo de mortinato, síndrome de muerte súbita del lactante y aborto espontáneo. Parece un poco extraño cuando la gente te pide que dejes de usar esmalte de uñas, de usar ambientador o de beber agua de botellas de plástico, ¿no es así? La investigación realizada por el Grupo de Trabajo Ambiental (EWG) muestra que los químicos en estos productos no son seguros para usted o su bebé, y pueden ser tan tóxicos como el alcohol o el humo. Las sustancias químicas presentes en estos productos llegarán al torrente sanguíneo y pasarán al feto a través de la placenta. Si estas toxinas se transmiten al feto durante las etapas de desarrollo, pueden causar daño irreversible o permanente a los órganos y al cerebro. Este daño no sólo estará presente al nacer, sino que continuará hasta la edad adulta.

La investigación realizada por EWG concluyó que un bebé podría nacer con cerca de 232 contaminantes y compuestos industriales. Algunos de estos contaminantes y compuestos se encuentran en el agua y el suelo, y es imposible evitarlos. Hay otros que se pueden encontrar en la pintura y los champús de las casas, y es fácil evitarlos. Este capítulo enumera diez contaminantes de los que usted debe protegerse a sí misma y a su bebé.

Plomo

El plomo es un poderoso metal neurotóxico conocido por causar trastornos del sistema nervioso, daño cerebral permanente, hiperactividad y dificultades de aprendizaje y comportamiento. Si usted está expuesta a este metal durante su embarazo, puede poner en peligro a su hijo o hija. Se sabe que el plomo ralentiza el crecimiento de un niño, tanto en el útero como después de su nacimiento.

¿Cómo cree que ocurre la exposición? Usted puede beber agua del grifo, y esta agua puede estar contaminada con plomo. El plomo

---

contamina el agua si las tuberías se mantienen mal o el metal es muy viejo. Esto es lo que pasó en una ciudad de Michigan. También puede inhalar algo de polvo contaminado con plomo proveniente de astillas o pintura vieja. Usted podría estar trabajando en un jardín donde el suelo está contaminado con plomo debido a un edificio que fue pintado por última vez en el año 1978. El plomo fue prohibido de las pinturas sólo después de 1978. Hay algunos lápices labiales que tienen algo de plomo en ellos porque los pigmentos utilizados para darle al lápiz labial algo de color contienen plomo.

Cómo evitar el plomo

Debe asegurarse de que el grifo que utiliza para el agua esté libre de plomo. Usted debe revisar el Informe de Confianza del Consumidor emitido por la compañía de agua de su área. Si el agua del grifo no está libre de plomo, debe ponerse en contacto con los funcionarios de su área y exigirles que reparen el sistema de agua en el área. Alternativamente, usted puede comprar un filtro que filtrará cualquier contaminante, incluyendo el plomo.

Si su casa fue construida antes del año 1978, debe usar un equipo de pruebas y verificar si la pintura está libre de plomo o no. Los resultados de su prueba le dirán si necesita llamar a un especialista en reducción de plomo. Si desea renovar una casa antigua, debe desalojar la residencia y mudarse a un área libre de plomo. Si desea utilizar cosméticos, debe seguir utilizando productos orgánicos en los que los pigmentos utilizados son pigmentos naturales de frutas.

Mercurio

El mercurio es otro neurotóxico que impedirá el desarrollo del cerebro y del sistema nervioso. El mercurio al que estamos expuestos es a través de la contaminación del aire. Cuando una central eléctrica quema carbón, libera mercurio en el aire, que luego cae en lagos de agua dulce, ríos, arroyos y océanos. Luego se acumulará en peces como el tiburón, el blanquillo, la caballa gigante, el pez espada y el atún. El mercurio también está presente en termómetros y bombillas fluorescentes más antiguos, pero la mayor exposición se produce a través de los mariscos que contienen mercurio.

Cómo evitar el mercurio

Como se mencionó en los libros anteriores, usted debe consumir mariscos bajos en mercurio, pero ricos en ácidos grasos omega-3, como tilapia, anchoas, camarones, bacalao, abadejo, trucha y sardinas. También debe cambiar a usar un termómetro digital o usar una bombilla CFL o una bombilla LED, ya que son de bajo consumo de energía.

Policlorobifenilos

Los PCB o los bisfenoles policlorados fueron etiquetados como posibles carcinógenos humanos por la Agencia de Protección Ambiental de los Estados Unidos (EPA). Los PCB también dañan el sistema inmunológico, neurológico y reproductivo humano. Estos compuestos han sido prohibidos desde el año 1976, pero todavía se pueden encontrar en animales y personas que viven cerca de áreas donde solían producirse PCBs.

La gente a menudo ingiere PCB a través de los alimentos. Como se mencionó anteriormente, el suelo puede contaminarse debido a los PCB. El ganado que pasta en este suelo será contaminado con PCBs. Estudios realizados por investigadores en el estado de Washington encontraron que había altos niveles de PCB en el empaque de algunos alimentos como macarrones y queso, tacos, queso y galletas saladas, entre otros. Los PCB también se utilizan en tintas y colorantes, y se han encontrado en revistas, pinturas caseras y periódicos.

Cómo evitar los PCB

Los estudios demuestran que los PCB se encuentran en grandes cantidades en la grasa, y es por esta razón que se debe evitar el consumo de pescado graso y carne roja. Usted siempre debe recortar la grasa de cualquiera de los alimentos que come. Es una buena idea consumir granos, frutas y verduras orgánicas en lugar de consumir alimentos procesados. También debe cambiar a imprimaciones y pinturas no tóxicas.

Formaldehído

El formaldehído es un contaminante que se encuentra en la mayoría de los productos, especialmente en productos para el hogar como gabinetes, muebles hechos de madera prensada, sillas, sofás y otros muebles, suavizantes de telas y alfombras. Este contaminante también se utiliza en champús, esmaltes de uñas y cosméticos como conservante. Las personas suelen estar expuestas al formaldehído cuando el producto químico se evapora del producto en el que se encuentra y se mezcla con el aire. Los estudios demuestran que el formaldehído tiene efectos negativos en el sistema inmunológico. Los estudios realizados en animales de laboratorio demostraron que el formaldehído conduce a un bajo peso al nacer.

Cómo evitar el formaldehído

Es importante que lea atentamente las etiquetas y que sólo compre aquellos productos que no contengan formaldehído. Si desea usar esmalte de uñas, debe elegir aquellos productos que no contengan formaldehído ni otros productos químicos. Asegúrese de pintarse las uñas siempre en una habitación bien ventilada. Si está instalando armarios o alfombras en su casa, asegúrese de dejar las ventanas abiertas.

Siempre compre gabinetes hechos completamente de madera en lugar de comprar productos hechos con tableros de partículas o madera prensada. No utilice ambientadores con dispensadores de aerosol, perfume atomizado y fragancias enchufables.

Ftalatos

El plástico a menudo se ablanda utilizando un compuesto químico llamado ftalato. Estos productos químicos facilitan a las empresas la elaboración de lociones corporales suaves, evitan que el spray para el cabello se vuelva rígido y también facilitan la aplicación del esmalte de uñas. Si usted usa cápsulas, existe la posibilidad de que pueda consumir ftalatos. Estos productos químicos también se utilizan para entregar fragancias. Se utilizan en productos de limpieza para el hogar, perfumes, ambientadores comerciales, productos de cuidado personal y detergentes para liberar sus olores.

Se realizaron estudios en animales machos de laboratorio para comprender los efectos de los ftalatos en los machos. Estos estudios concluyeron que los ftalatos pueden conducir a una disminución del número de espermatozoides, infertilidad, malformaciones de la uretra y el pene y testículos no descendidos. Estudios realizados por los Institutos Nacionales de Salud concluyeron que los ftalatos reducían las probabilidades de embarazo en las mujeres, y estos estudios también mostraron que los niños que nacieron de mujeres que estuvieron expuestas a los ftalatos durante su embarazo tenían un mayor riesgo de desarrollar TDAH. Estos bebés también pueden nacer con bajo peso, pueden nacer prematuramente o pueden ser susceptibles de tener sobrepeso más tarde en la vida.

Cómo evitar los ftalatos

Asegúrese de leer siempre las etiquetas. Siempre debe sustituir los ambientadores que están hechos con fragancias sintéticas, incluyendo ambientadores enchufables, ambientadores para autos colgantes, aerosoles con fragancias con productos libres de ftalatos. Siempre debe usar menos productos de cuidado personal, ya que la piel absorbe los productos químicos de los diferentes productos que utiliza. Usted debe evitar poner en el microondas cualquier alimento en un recipiente de plástico, ya que los ftalatos del plástico se moverán hacia el alimento. También debe evitar el uso de impermeables y cortinas de baño de vinilo, ya que el vinilo también contiene ftalatos.

Retardantes de fuego

Los éteres difenílicos polibromados o PBDE son productos químicos industriales utilizados para retardar el fuego, especialmente en muebles, plásticos y colchones. Estos productos químicos pueden estar expuestos al aire, el suelo y el agua cuando se utilizan y se fabrican. No son solubles en agua, y tienden a depositarse en el fondo de lagos o ríos, y como resultado pueden acumularse en los peces. Estos productos químicos también se mezclan con el polvo de la casa. Los PBDE interfieren con el metabolismo, el desarrollo del cerebro y del sistema nervioso y el crecimiento. Es por esta razón que los niños que son afectados por PBDEs tienen capacidades cognitivas más bajas. Los PBDE también contribuyen a algunas enfermedades en los adultos.

Cómo evitar los PBDE

Los PBDE se utilizan para fabricar espuma y tapicería. Si tiene muebles viejos en casa, es posible que el relleno o el cojín estén expuestos. Tendrá que cubrir esto o reemplazar la decoración para reducir la concentración de PBDE en el polvo. También puede comprar muebles libres de PBDE. Asegúrese de elegir cualquier electrónica fabricada con alternativas a los retardantes de fuego.

Tolueno

El tolueno es un líquido incoloro y transparente con un olor distintivo. Este producto químico es un buen disolvente y se utiliza en diluyentes de pintura, pinturas, lacas, esmaltes de uñas, caucho, impresión, procesos de curtido del cuero y adhesivos. Este producto químico también se añade a la gasolina junto con el xileno y el benceno para mejorar los índices de octanaje. El tolueno a menudo está presente en el aire cuando hay mucho tráfico. Este producto químico se evapora fácilmente y es una fuente de contaminación del aire. Si deja abierta la pintura o el esmalte de uñas durante demasiado tiempo, el tolueno de los productos se evaporará en el aire.

Las mujeres que están expuestas a altos niveles de tolueno durante el embarazo tienen un riesgo mayor. El tolueno también puede afectar las funciones del hígado y los riñones, dañar el sistema reproductivo y también reducir la inmunidad frente a enfermedades específicas. Debe asegurarse de no exponerse a grandes cantidades de tolueno.

Cómo evitar el tolueno

Usted siempre debe asegurarse de que compra los esmaltes de uñas que no tienen tolueno y formaldehído. Nunca debe repintar sus muebles, sus armarios o barandillas cuando esté embarazada. Si desea volver a pintar su casa, debe usar pinturas a base de agua. No use ninguna pintura que necesite lavar con un disolvente. Si está llenando su auto con gasolina, asegúrese de alejarse para no inhalar los vapores.

PFOS o PFOA

El PFOA y el PFOS son productos químicos formulados para producir o fabricar adhesivos y antimanchas. Estos productos químicos son compuestos orgánicos prefluorados. Estos compuestos se utilizan en contenedores de comida rápida, alfombras y muebles, sartenes y ollas antiadherentes, bolsas de palomitas de maíz para microondas, cajas de pizza y ropa resistente a las manchas. La exposición a compuestos orgánicos prefluorados aumenta el riesgo de bajo peso al nacer. Todavía se están llevando a cabo investigaciones para comprender el impacto que estos compuestos tienen en el feto.

La investigación realizada en la Escuela de Salud Pública John Hopkins Bloomberg concluyó que las mujeres embarazadas que tenían niveles elevados de estos compuestos en su nacimiento dieron a luz a niños con bajo peso. Estos bebés también tenían una circunferencia de la cabeza más pequeña en comparación con los bebés que nacieron de mujeres que no estuvieron expuestas a estos químicos. Estas condiciones llevaron a algunos problemas médicos en los niños más adelante en sus vidas. Otros estudios han demostrado que la exposición a estas sustancias químicas conduce a niveles elevados de colesterol, dificultad para concebir y baja calidad del esperma.

Cómo evitar el PFOA o el PFOS

Siempre debe evitar los muebles resistentes a las manchas y asegurarse de que no utiliza ningún producto de protección contra las manchas en sus muebles o alfombras. Usted debe evitar usar ropa resistente a las manchas, y sólo comprar la ropa que pueda lavar fácilmente. Asegúrese de usar servilletas cuando coma y nunca deje ollas o sartenes antiadherentes en la estufa de gas sin supervisión. Nunca coloque estas ollas o sartenes a altas temperaturas. Si las ollas comienzan a deteriorarse, debe deshacerse de ellas o reemplazarlas con nuevas ollas y sartenes. Trate de usar utensilios de cocina de hierro fundido o acero inoxidable.

Asbesto

El asbesto compuesto es una combinación de seis minerales fibrosos, y la investigación muestra que estos minerales causan cáncer. Este material puede resistir el fuego, y es por esta razón que este se utiliza en la mayoría de las partes de la casa, incluyendo pisos de vinilo, aislamiento de ático y tuberías, tejas para techos, tejas de techo, ropa, yeso y productos automotrices como forros para frenos de tambor y pastillas de freno de disco. Las fibras de asbesto estarán expuestas al aire cuando los productos envejezcan, lo que facilita la inhalación del producto químico. También se sabe que el asbesto contamina el agua porque se encuentra en algunas rocas y en el suelo. Hay algunos suelos premezclados para macetas y jardines que también pueden tener algún contenido de asbesto en ellos. No existe un nivel seguro de exposición a esta sustancia química.

Cómo evitar el asbesto

Cuando esté comprobando la calidad del agua en su área, asegúrese de que también compruebe si hay contenido de asbesto en el agua. Se requiere que los proveedores de agua se adhieran a la Ley de Agua Potable Segura, la cual establece que tendrán que remover el asbesto del agua por completo. Si es difícil para ellos eliminar completamente el asbesto, deben reducir la concentración a 1 MFL. Si usted ve que el informe muestra que hay una mayor concentración, debe reunirse con el representante de su ciudad o condado y pedirle que investigue el asunto. Usted debe usar filtros que ayuden a eliminar tanto el asbesto como el plomo del agua.

Si usted vive en una casa que fue construida antes del año 1980, debe recordar que algunos de los componentes de la construcción podrían estar contaminados. Usted debe contratar a un experto para que tome muestras de los productos en la casa y determine la concentración de asbesto. Estos expertos pueden determinar si los artículos deben ser removidos o si el asbesto puede ser contenido en un solo lugar. Alternativamente, usted debe contratar a un profesional certificado que pueda limpiar el contenido de asbesto en la casa. Si le gusta la jardinería, no debe usar vermiculita para mejorar la calidad de la tierra para macetas. Debe tratar de usar aserrín, turba, corteza o perlita.

Bisfenol A o BPA

El plástico de policarbonato duro utilizado para fabricar biberones, jarras, vajillas como vasos y platos, recipientes para almacenar alimentos y biberones se fabrica utilizando el bisfenol A o BPA petroquímico. Este compuesto también se utiliza en los recibos térmicos de cajas registradoras y en la resina epóxica, que se utiliza para revestir latas de bebidas y alimentos con el fin de evitar la contaminación bacteriana y la corrosión. El BPA es un compuesto muy funcional, pero es un producto químico muy inestable. Este compuesto se filtrará en los líquidos y alimentos del envase.

El BPA puede alterar el sistema endocrino en el cuerpo, incluso si se consume en pequeñas dosis. Cualquier exposición al BPA es dañina para el feto ya que puede interrumpir el desarrollo. Esta sustancia química aumenta el riesgo de desarrollar cáncer de próstata y de mama, cambios en el comportamiento específico de cada sexo debido a los cambios en el desarrollo del cerebro y el inicio temprano de la pubertad. Esta sustancia química también está relacionada con la infertilidad, las enfermedades cardíacas, los problemas de comportamiento de los niños pequeños, la diabetes, la disfunción eréctil y los abortos espontáneos.

Cómo evitar el BPA

Si desea disminuir su exposición al BPA, debe reducir el número de botellas de agua plásticas que utiliza. Debe evitar el uso de los frascos que están etiquetados como libres de BPA. Use botellas de aluminio, acero inoxidable o vidrio en su lugar. Evite consumir alimentos y bebidas enlatadas y elija jugos y alimentos frescos o congelados. En lugar de consumir bebidas carbonatadas, debe tratar de tomar jugos o agua de tazones de vidrio. Si quiere comer frijoles, asegúrese de no comprar frijoles enlatados. Siempre remoje los frijoles durante la noche y cocínelos antes de comérselos.

Es difícil saber si un recibo tiene algo de BPA. Por lo tanto, deje el recibo si está seguro de que no lo necesita. Alternativamente, pídale a la tienda que le envíe el recibo por correo electrónico. Cuando esté en la tienda de comestibles, puede pedirle al cajero que deje el

recibo en la bolsa. Recuerde que nunca debe
colocar el recibo en su boca.

Capítulo Dos: Estrés y embarazo

Usted notará que su cuerpo y sus emociones cambiarán durante su embarazo. También notará que su vida está cambiando, al igual que las vidas de todos los miembros de su familia. Usted acogerá estos cambios con felicidad, pero es importante que sepa que estos cambios añadirán nuevo estrés a su vida.

Es común que usted esté bajo mucho estrés durante el embarazo. Dicho esto, demasiado estrés hará que sea difícil para usted ser feliz durante esta etapa. Usted tendrá dolores de cabeza, comerá en exceso, perderá el apetito o incluso tendrá problemas para dormir.

Si usted está bajo mucho estrés durante largos períodos, esto llevará a algunos problemas de salud como la presión arterial alta y también aumentará el riesgo de desarrollar algunos problemas cardíacos. Si usted está sufriendo de mucho estrés, también puede dar a luz antes de la fecha programada. Las probabilidades de bajo peso al nacer también aumentan. Si su bebé nace demasiado pronto o es demasiado pequeño, tienen un mayor riesgo de desarrollar algunos problemas de salud.

Causas de estrés durante el embarazo

Hay diferentes razones por las que las mujeres están bajo estrés durante el embarazo, pero hay algunas razones comunes:

- Usted puede tener dolor de espalda, náuseas y estreñimiento o sentirse cansada debido al embarazo; es normal que las mujeres se enfrenten a estas molestias durante el embarazo.

- Su estado de ánimo está destinado a cambiar porque sus hormonas siguen fluctuando. Se le hace muy difícil manejar el estrés cuando su estado de ánimo cambia constantemente.

- Probablemente esté preocupada por lo que puede suceder durante el trabajo de parto o puede estar preocupada por cómo cuidará a su hijo después de dar a luz.

- Si usted está trabajando, está bajo mucha presión para manejar sus responsabilidades y también preparar a sus colegas para que puedan manejar su trabajo cuando usted está fuera del mismo.

- Es cierto que su vida puede tomar algunos giros inesperados, y esto no va a parar porque esté embarazada. Los cambios en su vida le afectarán y a veces pueden causar un estrés excesivo.

Tipos de estrés que causan problemas durante el embarazo

Todas las mujeres están bajo estrés durante el embarazo, y si lo manejas bien, puedes enfrentarte a muchos otros desafíos. El estrés regular como estar sentado en el tráfico y las fechas límite del trabajo no causará ningún problema durante el embarazo. Dicho esto, si usted está bajo un estrés excesivo durante su embarazo, el riesgo de problemas como el nacimiento prematuro aumentará. Las mujeres que están bajo estrés durante el embarazo pueden dar a luz a bebés sanos, pero usted necesitará tener cuidado si experimenta los siguientes tipos de estrés:

- ## Acontecimientos negativos de la vida

Usted estará bajo estrés si pierde un trabajo o una casa o está pasando por un divorcio, alguna enfermedad o ha sido testigo de una muerte en la familia. Estos eventos conducirán a un estrés inmenso, que puede perjudicarla a usted y a su bebé.

- ## Eventos catastróficos

Acontecimientos como ataques terroristas, terremotos y huracanes también provocan un estrés excesivo.

- ## Estrés de larga duración

El estrés duradero es causado cuando usted está siendo maltratada en casa o en el trabajo, está deprimida, tiene serios problemas de salud o está enfrentando algunos problemas financieros. Si usted está sufriendo de depresión, se sentirá molesta y triste por largos períodos de tiempo, lo que le dificultará llevar una vida normal.

- **Racismo**

Bastantes mujeres se enfrentan al estrés causado por el racismo. Es por esta razón que las mujeres afroamericanas tienen un mayor riesgo de dar a luz a bebés con bajo peso al nacer o pueden dar a luz antes de la fecha prevista en comparación con las mujeres de otros grupos étnicos o raciales.

- **Estrés relacionado con el embarazo**

Las mujeres siempre están bajo estrés durante el embarazo, y a esto se suman la preocupación constante por la salud de su bebé, ya sea si pueden manejar el dolor durante el trabajo de parto, o que tal serán como padres y si es que perderán a su bebé. Si usted se encuentra pensando de esta manera, debe hablar con su médico.

Trastorno de estrés postraumático (TEPT) y embarazo

El TEPT o trastorno de estrés postraumático es cuando usted tiene problemas después de haber experimentado o presenciado un evento terrible como abuso, la pérdida de un ser querido, un desastre natural, un ataque terrorista o una violación. Las personas que tienen PTSD pueden tener lo siguiente cuando se les recuerda el evento:

- Pesadillas

- Flashbacks del evento

- Ansiedad grave

- Respuestas físicas como sudoración, latidos cardíacos acelerados y náuseas

Casi el ocho por ciento de las mujeres sufren de TEPT durante el embarazo, y es probable que den a luz a bebés con bajo peso al nacer o que den a luz antes de la fecha programada en comparación con las mujeres que no tienen TEPT. Las mujeres que sufren de TEPT comúnmente fuman cigarrillos, consumen drogas o beben alcohol para lidiar con la ansiedad o el miedo causado por el TEPT. Cuando se comportan de esta manera, pueden tener muchos problemas durante el embarazo. Si usted sufre de PTSD, es importante que hable con su médico y que se ponga en contacto con un profesional de salud mental que pueda guiarla.

¿El estrés causa problemas durante el embarazo?

La mayoría de las personas no entienden cuáles son los efectos del estrés en el embarazo. Existen algunas hormonas relacionadas con el estrés que pueden causar numerosas complicaciones en el embarazo. El estrés prolongado o el estrés grave pueden afectar su sistema inmunológico, y esto aumentará las probabilidades de desarrollar una infección. Debido a que su sistema inmunológico es débil, hay posibilidades de que usted pueda desarrollar algunas infecciones uterinas que pueden llevar a un nacimiento prematuro.

El estrés también afectará la manera en que usted responde a algunas situaciones en la vida. Usted puede comenzar a consumir alcohol, o empezar a fumar y puede recurrir a tomar drogas callejeras para soportar ese estrés que puede llevar a algunos problemas en su embarazo.

¿Cómo afecta el estrés a su bebé más adelante en la vida?

Se sabe que los altos niveles de estrés pueden causar algunos problemas durante el embarazo e incluso después del parto. El estrés afecta el desarrollo del cerebro y del sistema inmunológico de su hijo y, como resultado, es posible que le resulte difícil prestar atención o que esté ansioso en todo momento.

Capítulo Tres: ¿Cómo lidiar con el estrés durante el embarazo?

Como se mencionó anteriormente, usted está obligada a estar ligeramente estresada por los numerosos cambios que están ocurriendo en su cuerpo durante su embarazo. Si sólo está estresada ocasionalmente, no tendrá ningún problema con su embarazo. Si usted está ansiosa, irritable y estresada durante todo el día y por largos períodos, debe hablar con su médico para entender por qué se siente de esta manera. El estrés prolongado o extremo puede aumentar el riesgo de bajo peso al nacer. Puede que no te afecte demasiado el estrés bajo el que estás, pero es importante que abordes tus problemas ahora para que puedas disfrutar de las alegrías que te trae el embarazo.

Cómo reducir el estrés

Veamos los diez pasos que puede seguir para reducir el estrés durante el embarazo.

Concéntrese siempre en su bebé

Es importante que te tomes un tiempo de tu apretada agenda y te concentres en ti misma. Los estudios demuestran que es importante tanto para usted como para su bebé que se relaje, por lo que nunca debe preocuparse de tomarse un tiempo para sí misma. Si has leído los libros, sabes que tu bebé puede oír tu voz desde la semana 23, así que deberías intentar cantar, leer o charlar con él. Esta es una de las mejores maneras de establecer un vínculo con su hijo, y se sentirá mucho mejor con respecto a su embarazo.

Duerma bien

Siempre debes escuchar a tu cuerpo. Asegúrese de tomar una siesta o acostarse temprano si se siente demasiado cansada. También está bien tomar un descanso del trabajo si el ritmo de trabajo es agotador. Los estudios demuestran que el sueño es importante para la salud mental, y si usted es feliz, tendrá un embarazo saludable. Hay numerosos consejos que puede utilizar para asegurarse de que duerme bien durante el embarazo.

- Desarrolle un horario de sueño y asegúrese de cumplirlo. Despertarse y acostarse a la misma hora todos los días.

Es cierto que usted puede querer dormir hasta tarde algunos días, pero recuerde que cuando lo haga le será más difícil dormir por la noche.
- Reciba un masaje relajante antes de acostarse.
- Cree un ritual relajante antes de irte a la cama. Tome un baño relajante, lea un buen libro o tome una bebida caliente antes de acostarse.

Es muy difícil para usted obtener el descanso que necesita cuando se convierte en madre. Aún así merece descansar un poco. Siempre puedes pedirle a tu pareja, padres, abuelos o amigos que cuiden a tu hijo durante unas horas para que puedas descansar un poco. Tómate un descanso y pasa el tiempo haciendo algo que te guste hacer.

Hable de ello

Si tienes algún problema personal o estás preocupada por el bienestar de tu bebé, siempre debes hablar de ello. Hable con su médico sobre lo que está sintiendo. Nunca debes tener miedo de cómo te sientes realmente. Sólo cuando usted es honesta acerca de cómo se siente puede obtener todo el apoyo. Su médico habrá visto a tantas mujeres pasar por problemas similares y les encantaría ayudarla a superar sus miedos en lugar de dejarla sufrir en silencio. También puede hablar con su pareja. Es posible que su pareja también esté preocupada y tenga otras preocupaciones también. Es sólo cuando usted habla de las cosas que ayudará a que usted se sienta mejor acerca de la situación.

Si le hace sentir mejor, puede hablar con otras mujeres embarazadas durante una clase de ejercicio o una visita al médico. También pueden tener los mismos sentimientos que usted y querrán escucharle.

Comer bien

Es importante que usted coma bien y que coma la comida adecuada. Los alimentos que consuma le proporcionarán alimento para su cuerpo, su cerebro y su bebé. Los dos primeros volúmenes de la serie proporcionaron información sobre los diferentes tipos de alimentos que se pueden y no se pueden comer. Debe asegurarse de comer a intervalos regulares para asegurarse de que sus niveles de azúcar en la sangre no bajen. Cuando sus niveles de azúcar en la sangre bajan, usted estará más irritable y cansada.

No es fácil para ti comer bien si no te sientes muy bien al respecto. Si usted sufre de náuseas matutinas, evitarás las comidas. Pero usted debe encontrar una manera de consumir por lo menos una comida completa cada día. Esto te hará sentir mejor. También debe asegurarse de beber al menos ocho vasos de agua al día. Si no consume suficiente agua, se deshidratará y esto afectará su estado de ánimo.

Antes de quedar embarazada, es posible que haya tomado un vaso de vino para ayudarla a relajarse, pero debe evitar el alcohol durante el embarazo. Puedes beber un vaso de leche caliente en lugar de vino.

Trate de hacer ejercicio

Es posible que no quiera hacer ejercicio, y esto es probablemente lo último que se le pasa por la cabeza, especialmente cuando está embarazada. Sin embargo, se sabe que el ejercicio levanta el ánimo de una persona en cualquier momento. Una de las razones por las que los médicos aconsejan a las personas que hagan ejercicio es que ayuda a liberar el químico llamado dopamina en su cerebro. Este producto químico está hecho para sentirse bien. Usted puede hacer diferentes tipos de ejercicios durante su embarazo, y estos han sido listados en el segundo volumen de la serie. Debe asegurarse de hablar con su médico antes de participar en cualquier actividad. Uno de los mejores ejercicios para hacer durante el embarazo es nadar. Esta actividad mantendrá su cuerpo tonificado y no será demasiado dura para sus articulaciones.

También puede unirse a una clase de yoga durante el embarazo. El yoga no sólo estira los músculos de tu cuerpo, sino que también te ayuda a aprender algunas técnicas de meditación que puedes usar para relajar y calmar tu mente. Estas técnicas aumentarán su bienestar emocional. Es una buena idea añadir unos minutos de ejercicio a su programa diario. Usted puede caminar alrededor de la casa tan a menudo como pueda durante diez minutos. Si te gusta estar al aire libre, puedes dar un paseo por el parque.

Prepárese para el parto

Es importante que usted entienda lo que puede suceder durante el trabajo de parto. Deberías inscribirte en algunas clases para entender mejor esto. Cuando usted sabe lo que puede esperar y entiende todas sus opciones, se sentirá segura. También es una buena idea hablar con su médico para entender lo que puede esperar del embarazo, y también hacer todas las preguntas que pueda. Su médico puede ayudarle a escribir un plan que le ayudará a definir sus preferencias. No hay nada malo en hacer cambios en su plan más adelante. Es importante que mantenga el plan flexible. Esto le ayudará a mantener la calma incluso si el nacimiento no ocurre de la manera en que lo imaginó.

Si va a dar a luz en un centro de maternidad o en un hospital, puede pedirle a su médico que le permita visitar la sala de partos de antemano. Cuando estés familiarizada con tu entorno, te sentirás mejor sobre todo el proceso y esto te ayudará a poner a descansar tu mente. Si tiene miedo de dar a luz y prefiere someterse a una cesárea, debe hablar con su médico. Ellos pueden ayudarle a manejar el miedo y la ansiedad, y también remitirlo a un terapeuta que pueda ayudarle a resolver sus problemas. Se sentirá mejor al dar a luz al final.

Lidiar con los viajes al trabajo

Una de las principales fuentes de estrés son los viajes, y esto empeorará cuando esté embarazada. Es desafortunado que su empleador sólo tenga que preocuparse por los viajes relacionados con el trabajo. No está obligado a pensar en cómo se viaja diariamente al mismo. Dicho esto, algunos empleadores se esfuerzan por ayudarla durante el embarazo y cambiar los horarios de los turnos para que no tenga que trabajar horas extras ni desplazarse durante el tráfico.

Es importante que usted lleve un registro cuando se siente en el transporte público. Si nadie se ofrece a darle un asiento, usted puede solicitar que le den uno. A las mujeres embarazadas se les dan boletos de primera clase en algunos trenes. Puede visitar el sitio web del operador para obtener más información sobre estos billetes.

Resuelva cualquier problema de dinero

La mayoría de las mujeres se preocupan por cómo van a pagar el equipo y la ropa que necesitan una vez que dan a luz. Si está preocupado, siéntese y haga una lista de todo lo que necesita. También puede ver si hay algunos artículos que puede pedir prestados a su familia o amigos.

Usted no tiene que comprar todo lo que está en su lista. Necesitarás cestas y cunas sólo por un corto periodo de tiempo, y puedes pedirlas prestadas a tus amigos. También puede comprar muchos de los artículos de segunda mano. Si no quieres comprar estos productos en línea, puedes pedirle a un amigo que te ayude.

Si usted está constantemente preocupada por el dinero y por cómo le va a dar a su bebé un buen comienzo, debe hablar con su médico. También puede ponerse en contacto con el centro infantil local para ver dónde puede conseguir algunos de los artículos que está buscando. Usted puede verificar con su empleador si es elegible para alguno de los programas en el trabajo y ver si hay algún beneficio que usted pueda reclamar. Es importante que se asegure de que obtenga la totalidad de su licencia de maternidad y de su salario. Hable con su gerente de recursos humanos y entienda los diferentes beneficios y apoyo que su empleador está ofreciendo.

Asistir a Terapias Complementarias

Una de las mejores maneras de desestresarse es tomar un masaje. Puedes pedirle a tu pareja que te dé un masaje en la parte baja de la espalda, y si no sabe cómo hacerlo, mostrarles un video para ayudarles a entender es una buena opción. También puede pedirles que le den un masaje de relajación. Si usted no quiere su ayuda, puede aprender cómo puede darse un masaje en los pies. Muchos salones de belleza y spas ofrecen diferentes tratamientos de masaje durante el embarazo. Debe asegurarse de que la persona que le da el masaje esté capacitada para trabajar con mujeres embarazadas. Algunos estudios demuestran que la aromaterapia ayuda a reducir la ansiedad. También le ayuda a sentirse relajada y tranquila.

Esté atenta

El concepto del *Mindfulness* es una de las mejores maneras de conectarse con su entorno. Puedes disfrutar cada momento, y no pensar en cosas negativas. Esto significa que tendrás que gastar toda tu energía y concentrarte sólo en aquellos momentos de tu vida en los que estás extremadamente feliz, como cuando sentiste por primera vez a tu bebé patear. Las investigaciones demuestran que la práctica de la atención plena ayuda a aliviar la preocupación, la depresión, el estrés y la ansiedad en las mujeres embarazadas. Veamos algunos consejos que puede utilizar para estar atenta todos los días de su vida:

- Preste siempre atención a los olores, sonidos, vistas y cualquier otra sensación a su alrededor cuando esté pasando el día. Será difícil hacer esto en todo momento, así que tómate un tiempo todos los días y concéntrate en todo lo que estás experimentando.
- Si usted tiene la misma rutina, puede detenerse y observar las cosas familiares que le rodean. Usted siempre debe tratar

de hacer algo nuevo cada día, como tomar una ruta diferente, caminar a una tienda diferente o sentarse en un lugar diferente cada vez que salga a caminar.

- Siempre tómate un tiempo para concentrarte en tus pensamientos y presta atención al flujo de los mismos. Deje que su mente se desvíe y vea cómo fluyen sus pensamientos. Asegúrese de ponerle un nombre a cada pensamiento o sentimiento y trate de identificar algún patrón entre esos pensamientos y sentimientos.
- También puedes practicar la meditación de la atención plena. Necesitará cerrar los ojos y concentrarse sólo en su respiración o en los sonidos a su alrededor. Si encuentras tu mente deambulando, deberías traerla de vuelta.

Regálese

Una de las mejores maneras de relajarse es reírse. Intenta leer una buena novela, ver algunos vídeos o películas divertidas, jugar a juegos divertidos con tu pareja o reunirte con tus amigos. Usted debe invertir en todos los tratamientos de belleza que pueda durante su embarazo.

¿Qué pasa si todavía está estresada?

Usted debe hablar con su médico si sus niveles de estrés son demasiado altos. En el momento en que usted comienza a sentirse abrumada, debe reunirse con su médico. Usted podría estar sufriendo de depresión o ansiedad, o podría necesitar ayuda para dejar de pensar negativamente. Todos necesitamos que alguien nos ayude a ordenar nuestros pensamientos.

Es posible que su médico le pida que asista a algunas reuniones de grupos de apoyo o que la remita a un psicoterapeuta o consejero. También se le puede pedir que se someta a terapia cognitivo-conductual dependiendo de la gravedad de su estrés. Su médico le puede dar algunas estrategias que usted puede usar para ayudarle a enfrentar la ansiedad o la depresión.

Si usted está tomando algún medicamento para cualquier condición de salud mental como la depresión, debe asegurarse de no dejar de tomarlo abruptamente. Pregúntele a su médico cuáles son los riesgos de tomar este medicamento durante su embarazo. Es posible que tenga que seguir tomando el medicamento o que se le pida que se someta a terapia cognitivo-conductual.

Usted puede sentir que su estrés no es demasiado malo, y que no está ansiosa ni deprimida. Si todavía le molesta, debe hablar con su médico durante cualquiera de sus citas. Cuando usted recibe la ayuda adecuada, puede lidiar con el estrés durante el embarazo e incluso después de dar a luz.

Capítulo cuatro: Su cuerpo después del embarazo

Como se mencionó anteriormente, su cuerpo pasa por muchos cambios cuando usted da a luz, y estos cambios pueden ser tanto emocionales como físicos. Es importante que usted aprenda más sobre cualquier molestia postparto que pueda tener después del nacimiento y vea qué puede hacer para superar esa molestia. Antes de tratar cualquier molestia que pueda estar sintiendo, debe hablar con su médico. Hay algunos medicamentos que no debe tomar cuando esté amamantando. Asegúrese de asistir a todos sus chequeos incluso si no se siente diferente. Hay algunas condiciones que necesitarán ser tratadas inmediatamente después de dar a luz.

Cambios en su cuerpo unas semanas después de dar a luz

Su cuerpo pasará por muchos cambios después de que usted tenga un bebé. Usted notará que su cuerpo pasó por numerosos cambios durante el embarazo, y su cuerpo trabajó muy duro para mantenerla a usted y a su bebé saludables y seguros. Su cuerpo cambiará de nuevo después de dar a luz. Algunos de los cambios por los que pasa tu cuerpo son físicos, como que tus senos se agranden y se llenen de leche, mientras que otros son emocionales, como el estrés.

Es normal que se sienta un poco incómoda después de dar a luz y es normal que su cuerpo cambie. Dicho esto, algunos de los cambios y molestias que usted siente podrían ser síntomas de problemas de salud, y usted debe tratar estos cambios inmediatamente. Asegúrese de ir a todos sus chequeos incluso si cree que está bien. Es importante visitar al médico regularmente después de dar a luz para asegurarse de que se está recuperando bien. Su médico puede detectar cualquier irregularidad e informarle inmediatamente. Es importante que usted se cuide, ya que las nuevas madres tienen un mayor riesgo de desarrollar algunas complicaciones que ponen en peligro su vida unas semanas después de dar a luz.

¿Qué es el dolor en el perineo?

El área entre el recto y la vagina se llama perineo. Esta área se estirará y puede desgarrarse durante el trabajo de parto y el parto. Esta área a menudo está muy dolorida después de dar a luz y podría ser más dolorosa si decide someterse a una episiotomía. Una episiotomía es un corte hecho en el perineo para ayudar al bebé a salir. Si se siente adolorida, puede intentar lo siguiente:

- Realice algunos ejercicios de Kegel. Los ejercicios de Kegel fortalecerán los músculos del área pélvica. Cuando haga este ejercicio, debe apretar los músculos de la región pélvica que utiliza para evitar que orine. Usted debe mantener estos músculos apretados durante al menos diez segundos y liberarlos. Repita este ejercicio diez veces y realice el ejercicio al menos tres veces al día.
- Coloque una compresa fría en el perineo. Usted puede comprar una compresa fría y colocarla en su congelador o envolverla en

una toalla y usarla como una compresa fría.
- Siempre siéntese sobre una almohada o cojín en forma de dona.
- Tome siempre un baño caliente.
- Usted puede desarrollar infecciones mientras la episiotomía está sanando. Asegúrese de limpiarse la región pélvica después de ir al baño para prevenir el desarrollo de cualquier infección.
- Hable con su médico para entender cómo puede lidiar con el dolor.

¿Qué son los dolores de posparto?

Su útero se habría expandido durante el embarazo para proporcionar suficiente espacio a su bebé, y tendrá que encogerse a su tamaño normal una vez que dé a luz. Cuando el útero se está encogiendo, sentirá algunos calambres en el vientre. Estos calambres desaparecerán en unos días. Cuando usted está embarazada, su útero pesará cerca de 2.5 onzas, y es duro y redondo. Cuando su útero se encoge de nuevo a su tamaño, sólo pesará dos onzas. Si el dolor es insoportable, puede pedirle a su médico que le recete algún medicamento para aliviar el dolor.

Cambios en el cuerpo después de una cesárea

Si usted decide dar a luz a través de una cesárea, su médico le hará un corte en el útero y en el vientre para ayudar a que el bebé salga. Esta es una cirugía mayor, y su cuerpo tardará algún tiempo en recuperarse. Usted puede estar extremadamente cansada durante los primeros días después de dar a luz porque puede haber perdido mucha sangre durante el procedimiento. El corte en el abdomen le dolerá. Aquí hay algunos consejos para ayudarle a lidiar con el dolor y los cambios:

- Si siente mucho dolor, puede pedirle al médico que le proporcione algún medicamento para el dolor. Nunca tome un medicamento sin consultarlo con su médico.
- Dado que estará cansada, debe pedirle a su pareja, amigos o familiares que la ayuden con el bebé.
- Trate de descansar lo suficiente. Asegúrese de dormir cuando su bebé duerme. Esto significa que usted también debe dormir durante el día.
- Nunca levante ningún objeto que sea más pesado que su bebé.

- No se ponga en cuclillas.
- Siempre sostenga su vientre cuando esté alimentando a su bebé.
- Reemplace los líquidos en su cuerpo bebiendo suficiente agua.

Secreción vaginal

Su cuerpo necesitará deshacerse de todo el tejido y la sangre que estaba presente dentro de su útero para proteger a su bebé. Necesitará eliminarlos del cuerpo, y este flujo se llama lochia o flujo vaginal. Verá que la secreción es de color rojo brillante y puede tener algunos coágulos de sangre. Esto sólo sucederá durante unos días después de dar a luz. Con el tiempo, el flujo se reducirá y la descarga se hará más ligera. Usted puede tener este flujo durante unas cuantas semanas o un mes. Usted necesitará usar toallas sanitarias hasta que el flujo se detenga.

Congestión mamaria

Unas semanas después de dar a luz, sus senos comenzarán a llenarse de leche. Se sentirán muy adoloridos y sensibles, pero esta molestia desaparecerá rápidamente cuando usted comience a alimentar a su bebé con regularidad. Si usted no quiere amamantar, la sensibilidad durará hasta que sus senos dejen de producir leche. Esto sucederá en unos días. Puede utilizar los siguientes consejos para ayudarle durante esta fase:

- Siempre alimente a su bebé. Nunca tome un descanso largo entre comidas y no se olvide de comer. Nunca debe dejar de alimentar a su bebé por la noche.
- Siempre debe quitarse un poco de leche de los senos antes de amamantar a su bebé. Usted puede hacer esto presionando sus senos con la mano o a través de un sacaleches.
- Siempre acuéstese sobre toallas calientes o tome una ducha caliente para ayudar a que la leche fluya. Si sus senos están muy sensibles, debe usar compresas frías.
- Cuando no está amamantando, sus senos pueden estar llenos de plomo. Para evitar que su ropa se moje, debe usar almohadillas para amamantar en su sostén.
- Si sus senos le duelen y todavía están hinchados, debe hablar con su médico para entender por qué.

- Si no desea amamantar, debe usar un sostén firme y que le brinde apoyo.

Dolor en el pezón

Usted puede sentir algo de dolor alrededor de sus pezones cuando amamanta. Usted sentirá este dolor durante los primeros días, y el dolor empeora si sus pezones comienzan a agrietarse. Veamos algunos consejos para ayudarle a manejar el dolor:

- Hable con un especialista en lactancia o con su médico y asegúrese de que su bebé le esté chupando los pezones de la manera correcta.
- Pídale a su médico que le recete alguna crema que pueda usar en sus pezones.
- Después de que termine de amamantar, masajee sus pezones y senos con un poco de leche, y no los cubra hasta que estén secos.

Hinchazón

Muchas mujeres tendrán algo de hinchazón en la cara, las manos y los pies durante el embarazo, y esto se debe a la acumulación del exceso de líquido en su cuerpo. Tomará tiempo para que esta hinchazón se reduzca incluso después de dar a luz. Use los siguientes consejos para ayudarle a aliviar la hinchazón:

- Acuéstese siempre sobre su lado izquierdo cuando esté durmiendo o descansando.
- Levanta los pies y siéntese.
- Asegúrese de usar ropa suelta y de mantenerse siempre fresco.
- Beba mucha agua.

Hemorroides

Las venas alrededor del ano pueden comenzar a doler o pueden estar hinchadas. Estas venas se llaman hemorroides y pueden sangrar o doler después del parto. Es común tener hemorroides durante el embarazo y después del parto. Veamos algunos consejos que le ayudarán a lidiar con las hemorroides:

- Tome siempre un baño de agua tibia.
- Hable con su médico y vea si puede usar una crema o aerosol para aliviar el dolor.
- Consuma alimentos como cereales integrales o pan, verduras y frutas para aumentar su consumo de fibra.

- Beba mucha agua.
- Nunca te esfuerces demasiado cuando esté evacuando.

Estreñimiento

Hay ocasiones en las que le resulta difícil evacuar las heces porque no tiene ninguna evacuación intestinal. Esto se llama estreñimiento. Usted se dará cuenta de que está estreñida durante unos días después de dar a luz. Si usted tiene estreñimiento, use los siguientes consejos:

- Siempre consuma alimentos ricos en fibra.
- Beba mucho líquido.
- Hable con su médico para entender qué medicamento puede tomar para aliviar el estreñimiento.

Problemas urinarios después de dar a luz

Usted puede tener una sensación de ardor o sentir dolor al orinar después de dar a luz. Puede haber ocasiones en las que quiera orinar, pero no puede hacerlo, mientras que habrá ocasiones en las que quiera dejar de orinar, pero no puede. Esta afección se denomina incontinencia y desaparecerá cuando los músculos de la región pélvica vuelvan a fortalecerse. Si tiene problemas para orinar, utilice los consejos que se dan a continuación:

- Beba mucha agua.
- Siempre deje un grifo abierto cuando quiera ir al baño.
- Tome un baño caliente.
- Hable con el médico si el dolor continúa.

Sudoración después de dar a luz

Usted puede sudar demasiado en la noche después de dar a luz, y esto se debe a que las hormonas en su cuerpo están cambiando. Use ropa suelta cuando se acueste y evite cubrirse con demasiadas mantas cuando se vaya a dormir. También debe dormir sobre una toalla si desea mantener secas las sábanas y la almohada.

¿Cómo bajar de peso después de dar a luz?

Usted perderá por lo menos diez libras de peso inmediatamente después de dar a luz y perderá unas cuantas libras más en la primera semana. Es una buena idea alcanzar su peso ideal durante este tiempo sin importar cuánto peso haya ganado durante su embarazo. Usted debe estar activa y consumir una dieta saludable, lo cual le ayudará a aumentar sus niveles de energía. Se sentirá mucho mejor si tiene suficiente energía. Usted no desarrollará ninguna afección de salud, como hipertensión arterial y diabetes, si alcanza un peso saludable. Si desea tener otro bebé en el futuro, es importante que alcance su peso ideal antes de su segundo embarazo. Veamos algunos consejos que puede utilizar para alcanzar un peso saludable:

- Hable con su médico sobre el peso que ha aumentado y pídale que le ayude a identificar una manera de alcanzar su peso ideal.
- Limite su consumo de alimentos procesados y dulces.
- Siga una dieta saludable.
- Beba mucha agua.

- Pídale a su médico que le ayude a entender qué tan activa puede estar después de haber dado a luz, especialmente si ha tenido una cesárea. Siempre comience lentamente y aumente la actividad con el tiempo. Puede nadar o caminar, pero asegúrese de mantenerse activa.
- Usted quema algunas calorías cuando amamanta.
- Nunca trate de perder demasiado peso porque su cuerpo necesitará nutrientes para sanar. Usted también reducirá el suministro de leche en sus senos si pierde peso demasiado rápido.
- Es posible que no pierda peso rápidamente, y esto está bien. No te enfades por ello. Su cuerpo tardará un tiempo en ponerse en forma. Es importante que se mantenga en forma por más tiempo que preocuparse por ponerse en forma inmediatamente después de dar a luz.

¿Qué cambios en la piel pueden ocurrir después de dar a luz?

Tendrá algunas estrías en el abdomen y el vientre ya que la piel se estiró cuando estaba embarazada. Algunas mujeres también tienen estrías en la parte inferior, los muslos y las caderas. Estas estrías no desaparecerán después del parto, pero se desvanecerán. Puede aplicarse diferentes lociones o cremas en la piel. Dicho esto, estas lociones y cremas no hacen que estas marcas desaparezcan. Simplemente ayudan a reducir la comezón alrededor de esas marcas.

¿Qué cambios en el cabello pueden ocurrir después de dar a luz?

Usted puede haber notado que su cabello estaba más lleno y grueso durante su embarazo, y esto se debe a que los niveles hormonales en su cuerpo redujeron la pérdida de cabello. Después de dar a luz, notará que su cabello ha comenzado a adelgazarse y puede perder mucho cabello. Usted dejará de perder cabello después de seis meses, y su cabello volverá a su volumen normal en un año. Si desea evitar la pérdida de cabello, puede hacer lo siguiente:

- Consumir grandes cantidades de frutas y verduras. Los nutrientes protegerán su cabello y lo ayudarán a crecer.
- Sea siempre cuidadosa con su cabello. No use trenzas, rodillos o colas de caballo apretadas. Esto estresará su cabello y lo arrancará.
- Siempre ponga su secador de pelo a enfriar cuando lo use.

¿Cuándo vuelve a tener su período después del embarazo?

Su período comenzará entre la sexta y octava semana después de haber dado a luz. Esto sólo sucede cuando usted no está amamantando. Si usted está alimentando, su período no comenzará hasta dentro de unos meses. Algunas mujeres no tienen su período hasta que dejan de alimentarse. Si su período regresa, no será el mismo que era antes de su embarazo. Podría ser más corto o más largo. Pronto volverá a ser como era antes de su embarazo.

¿Cuándo puedes volver a quedar embarazada?

Los médicos y los médicos recomiendan que las mujeres den a su cuerpo por lo menos seis semanas para sanar después de dar a luz. Esto significa que sólo pueden tener relaciones sexuales después de seis semanas. Incluso cuando tu cuerpo está listo para tener relaciones sexuales, debes tener cuidado ya que puedes quedar embarazada muy fácilmente. Tendrás que ovular antes de tener tu próximo período, y tu cuerpo tardará al menos seis semanas en poder ovular.

Si no desea volver a quedar embarazada, debe usar métodos anticonceptivos, como dispositivos intrauterinos, píldoras, condones e implantes. Hable con su médico sobre el control de la natalidad que debe usar, especialmente si está alimentando. Algunos métodos anticonceptivos reducen el suministro de leche.

Siempre es una buena idea esperar por lo menos dieciocho meses antes de volver a quedar embarazada. Cuando usted aumenta el tiempo entre sus embarazos, puede reducir el riesgo de nacimiento prematuro o de bajo peso al nacer.

¿Qué debe hacer cuando se sienta estresada o abrumada?

Es importante que entienda que su bebé no vino con instrucciones. Usted estará abrumada y bajo mucho estrés cuando esté cuidando a su bebé. Aquí algunas recomendaciones:

- Hable con su pareja y hágale saber cómo se siente. Permítales que le ayuden a cuidar del bebé
- Pídale ayuda a su familia y amigos, y asegúrese de informarles qué es exactamente lo que necesita que hagan.
- Busque un grupo de apoyo con madres primerizas
- Siempre consuma los alimentos adecuados y asegúrese de estar siempre activa.
- Evite consumir drogas duras, drogas callejeras o alcohol. Estas sustancias le harán más difícil manejar el estrés.

¿Qué es la melancolía posparto y la depresión posparto?

Las mujeres a veces se sienten molestas o tristes después de haber dado a luz a un bebé. Este fenómeno se llama depresión posparto o melancolía posparto. Es posible que se sienta de esta manera unos días después de dar a luz, y esta sensación puede durar hasta tres semanas. No es necesario tratar esta sensación, ya que desaparece por sí sola.

La depresión posparto, por otro lado, es un estado de depresión en el que las mujeres entran una vez que han dado a luz a su bebé. Si usted sufre de depresión posparto, tendrá fuertes sentimientos de preocupación, ansiedad, cansancio y tristeza, y estos sentimientos durarán mucho tiempo después de dar a luz. Le resultará difícil cuidar de sí misma y de su bebé si sufre de este tipo de depresión. Usted necesitará hacerse un chequeo y tratamiento. Esta es una de las formas más comunes de depresión que las mujeres enfrentan después de dar a luz.

Cómo lidiar con la melancolía posparto

- Intenta dormir todo lo que puedas.
- Evite cualquier droga dañina y alcohol, ya que éstas afectarán su estado de ánimo. Existe la posibilidad de que usted se sienta peor después de consumir estas sustancias.

- Pídale a su pareja que le ayude. También puede comunicarse con familiares y amigos. Hágales saber lo que usted siente y dígales cómo pueden ayudarle.
- Pase algún tiempo fuera de la casa.
- Reúnase con otras madres.
- Si está molesta o tiene estos sentimientos durante más de dos semanas, hable con su médico.

Cómo lidiar con la depresión posparto

- Hable con su médico
- Entender qué es PPD y cuáles son los factores de riesgo
- Obtenga más información sobre los signos y síntomas
- Pídale a su médico que le ayude a entender cómo puede tratar la PPD

¿Cómo puedes manejar el regreso al trabajo o a la escuela?

Definitivamente será difícil para usted dejar a su bebé en casa todo el día con un familiar, amigo o cuidador. También es difícil confiar plenamente en el cuidador, y es posible que usted y su pareja no estén de acuerdo en cuál es la mejor manera de cuidar a su hijo. Usted estará molesta por el hecho de que no puede quedarse en casa con su bebé. Veamos qué puede hacer al respecto:

- Hable con su pareja sobre cómo quiere cuidar a su hijo. Usted debe trabajar en las finanzas y ver cuánto puede gastar. También deben hablar entre ustedes sobre el tipo de cuidado que desean darle a su hijo. Por ejemplo, puede contratar a un cuidador que vaya a su casa y cuide al bebé. Alternativamente, usted puede dejar a su bebé en una guardería cuando esté fuera del trabajo.
- Usted puede pedirle a su familia y amigos que le aconsejen sobre el cuidado de niños. Puedes usar el mismo servicio que ellos o preguntarles si puedes usar a la misma persona.
- Si desea utilizar una guardería, asegúrese de obtener toda la información sobre las personas que trabajan en el centro. También debe llamar a otros padres que usan el mismo centro para ver lo que piensan.
- Usted debe preguntarle a su jefe si le parece bien que se vaya incorporando lentamente al trabajo. Usted puede

trabajar unas horas desde su casa al principio, y luego comenzar a trabajar a tiempo completo.

¿Cómo pueden usted y su pareja acostumbrarse a ser nuevos padres?

Usted y su pareja se están acostumbrando a tener una tercera persona en su casa. Su pareja probablemente esté tan nerviosa y estresada como usted, así que asegúrese de no irritarse con ellos. Traten de confiar el uno en el otro y resolver las cosas juntos. Veamos lo que ambos deberían hacer:

- Aprenda cómo cuidar a su bebé juntos. Tome algunas clases de cuidado de bebés o lea algunos libros para entender mejor.
- No trate de hacer todo por su cuenta. Siempre debe hablar con su pareja y pedirle que le ayude con el bebé.
- Aprende a comunicarte. Siempre debes hablar de tus sentimientos. Esta es la única manera de asegurarse de que ninguno de los dos se sienta frustrado.
- Siempre hagan tiempo el uno para el otro. Puedes salir a cenar o dar un paseo. Deje

que alguien cuide a su bebé durante una hora.

- Usted debe ser abierto con su pareja sobre el sexo y asegurarse de que ambos sepan cuándo pueden volver a tener relaciones sexuales. Si no quieres hablar directamente con tu pareja sobre esto, pídele a tu médico que hable con ellos.

Conclusión

Gracias por comprar el libro.

El embarazo es un tiempo de alegría, pero también es un tiempo en el que usted experimentará numerosos cambios en su cuerpo y en su vida. Es importante aprender a lidiar con estos cambios. A lo largo del libro, usted recopilará información sobre las causas del estrés durante el embarazo y sobre lo que puede hacer para superarlo, entre otras cosas.

Espero que tengas un embarazo tranquilo y pacífico y te deseo suerte en tu viaje.

Fuentes

https://www.womansday.com/health-fitness/womens-health/g2934/toxic-chemicals-to-avoid-when-pregnant/

https://www.babycentre.co.uk/a552044/11-ways-to-survive-stress-in-pregnancy

https://www.babycentre.co.uk/a547370/the-basics-of-good-sleep-in-pregnancy

https://www.self.com/story/8-important-things-women-forget-to-do-after-having-a-baby

https://www.marchofdimes.org/pregnancy/your-body-after-baby-the-first-6-weeks.aspx